AF403004

L'ANESTHÉSIE

HISTOIRE DE LA DOULEUR

PAR

LE DOCTEUR OZANAM

ANCIEN BIBLIOTHÉCAIRE DE L'ACADÉMIE DE MÉDECINE

Extrait du **CORRESPONDANT**

PARIS

CHARLES DOUNIOL, LIBRAIRE-ÉDITEUR

29, RUE DE TOURNON, 29

1857

L'ANESTHÉSIE

HISTOIRE DE LA DOULEUR[1].

Se peut-il donc? On dit qu'un moment aspirée,
Une vapeur subtile, une essence éthérée,
Au système nerveux impose la torpeur,
Et d'un double néant donne l'aspect trompeur!
Qu'en ce moment le corps, sans qu'un muscle se plisse,
Subit à son insu l'instrument du supplice
Que l'Hôtel-Dieu n'est plus l'arène du martyr,
Que de ses corridors on n'entend plus sortir
Ces hurlements aigus qui nous traversaient l'âme,
Et montaient du parvis aux tours de Notre-Dame.

. . . .

L'un, de son être encor, garde la conscience,
Il entend sur ses os grincer l'expérience;

. . . .

L'autre, pareil aux morts couchés au cimetière,
N'est qu'un bloc insensible, une inerte matière.
BARTHÉLEMY. Zodiaque poétique, 1843.

C'est un préjugé facilement reçu dans le monde, que la médecine est une science vague, stationnaire, qui depuis Hippocrate a fait peu de progrès; cependant notre siècle a vu paraître dans les sciences médicales la plus belle découverte des temps modernes, la plus utile surtout, celle de l'*anesthésie*.

L'*anesthésie* est l'art de rendre l'homme insensible à la douleur physique : peu de personnes en connaissent l'histoire. Les noms de *Davy*, de *Morton*, de *Jackson*, auteurs d'un si grand bienfait, sont restés presque inconnus.

L'étude que nous entreprenons ici sera d'esquisser, à grands traits, la marche de l'esprit humain pour arriver à cet admirable résultat;

---

[1] *Davy*, Chemical and philosophical researches, chiefly concerning nitrous oxyde or dephlogisticated nitrous air and its respirations. *London*, 1800, in-8°. — *Jackson*. Défense des droits du docteur Ch.-T. Jackson, à la découverte de l'éthérisation, par les frères Lord, conseillers. — *Morton*. Mémoire sur la découverte du nouvel emploi de l'éther sulfurique, suivi de pièces justificatives. Paris, 1847. — *Bouisson*. Traité théorique et pratique de la méthode anesthésique. Paris, 1855. — *Figuier*. Histoire des principales découvertes modernes. Paris, 1855.

1

il est toujours intéressant de suivre la vie d'une idée à travers les siècles, depuis le jour où elle n'était qu'une simple abstraction de l'esprit, une pure théorie, une âme sans corps, jusqu'à celui où elle arrive à son état parfait, au milieu de transformations bien diverses.

Et que pourrait-on imaginer de plus admirable, de plus magique? D'un côté, de pauvres malades, brisés par la douleur, anéantis par la souffrance, qui ne peuvent espérer de prolonger leurs jours qu'au prix de souffrances plus grandes encore; il faut qu'ils soient éprouvés par le fer ou par le feu pour garder les restes d'une languissante vie. Or voici qu'une main bienfaisante fait passer dans leur haleine une douce vapeur, comme un souffle embaumé; cet élément subtil et puissant pénètre dans les profondeurs de l'être, anéantit aux sources mêmes de la vie la sensibilité, porte partout le calme, l'oubli de la douleur transforme le supplice en plaisir et la souffrance en joie.

§ Ier. — DE L'ANESTHÉSIE AVANT L'ÉTHER.

La pierre de memphite. — La mandragore. — Le hatschisch. — Les solanées vireuses. — Le magnétisme.

Nil sub sole novum, rien n'est nouveau sous le soleil; quelle que soit la profondeur des découvertes modernes, une critique sévère peut en retrouver l'origine dans des temps reculés; on en suit pour ainsi dire la généalogie, jusqu'au jour où elles éclosent dans toute leur splendeur, avec toute leur utilité pratique.

L'idée de calmer la douleur fut le rêve de tous les siècles, et la médecine ancienne dut s'en préoccuper pour ainsi dire au chevet du premier malade.

La nature elle-même semblait mettre sur la trace de cette découverte; l'homme est, en effet, le seul être qui ne puisse supporter qu'une certaine somme de douleur. L'animal souffre jusqu'à la fin, jusqu'à la mort; mais, pour l'homme, Dieu permet qu'arrivé à un certain degré de souffrance il tombe dans un anéantissement qu'on appelle *défaillance*, et dans lequel la sensibilité s'éteint comme dans l'anesthésie.

Mais, entre l'idée et l'application, quelle distance, que d'essais infructueux, que d'efforts inutiles! Combien de vies entières devront s'user à poursuivre un projet avant de le réaliser! Plus d'une fois la science épuisée s'arrêtera, comme s'il lui fallait reprendre haleine, avant de pouvoir aller plus loin.

Il faut remonter jusqu'à *Pline* pour trouver les premières notions sur les différents moyens d'arrêter la douleur. Ce célèbre naturaliste nous cite dans ses écrits le grand marbre du *Caire*, appelé *memphitis*;

sa poudre, dit-il, mêlée à du vinaigre, endort tellement les parties où on l'applique, qu'on peut couper ou cautériser, sans que le malade sente le *mal (obstupescit ita corpus nec sentit cruciatum)*[1].

Dioscoride rappelle le même fait, et dit que cette pierre de *memphis* est de la grosseur d'un talent, grasse et de diverses couleurs. Mais cette pierre, si vantée, fut bientôt oubliée, et nul n'en a parlé depuis.

Ce fait, tout merveilleux qu'il paraît, peut cependant s'expliquer scientifiquement. La science moderne a démontré, en effet, que l'*acide carbonique* agit localement comme anesthésique ; or le marbre, formé de carbonate de chaux, se décompose sous l'influence d'un acide plus puissant, le vinaigre (*acide acétique*), et laisse dégager une certaine quantité d'acide carbonique, lequel, à l'état naissant, agit plus efficacement encore qu'en douches gazeuses. C'est donc à tort souvent que l'on dédaigne l'antiquité. Par les seules lumières de l'expérience directe, elle a parfois trouvé des résultats importants ; et, si elle les cache sous une forme obscure, il arrive tôt ou tard un moment où la science vient dégager l'inconnu et démontre ce que les anciens n'avaient fait qu'affirmer.

Vint ensuite le tour de la *mandragore* et des plantes stupéfiantes. *Dioscoride* et *Matthiole* en parlent dans les termes suivants :

« Il en est qui font cuire la racine de mandragore avec du vin, jus-
« qu'à réduction de $\frac{1}{3}$; après avoir laissé refroidir la décoction, ils la
« conservent et en administrent un verre pour faire dormir ou amortir
« une douleur véhémente, ou bien avant de cautériser ou de couper
« un membre, afin d'éviter qu'on en sente la douleur. Il existe une
« autre espèce de mandragore, appelée *morion* ; on dit qu'en man-
« geant un drachme de cette racine, mélangée avec des aliments ou
« de toute autre manière, l'homme perd la sensation et demeure en-
« dormi pendant trois ou quatre heures ; les médecins s'en servent
« quand il s'agit de couper ou de cautériser un membre[2]. »

Dodonée[3] affirme aussi que le vin de mandragore s'administre utilement à ceux auxquels on veut couper, scier ou brûler quelque partie du corps, afin qu'ils ne sentent pas la souffrance.

Quand il s'agit d'antiquité, on ne doit point oublier la *Chine*. Cette nation qui nous a devancés dans l'invention de la poudre à canon, des cloches, des porcelaines, de l'imprimerie, etc., avait, dès le troisième siècle, des moyens puissants d'endormir la douleur chez les malades. Notre savant professeur de chinois, M. *Stanislas Julien*, a retrouvé, en

---

[1] Lib. V, cap. CLVIII.
[2] Article *Mandragore*.
[3] *Hist. des plantes*, traduct. de Charles de l'Écluse, p. 297

effet, un ouvrage intitulé *Kou kin i tong* ou *Recueil de médecine ancienne et moderne.*

Dans ce livre, il est question du célèbre médecin *Moa tho* : « Il
« donnait, dit-on, aux malades une préparation de chanvre (ma-yo), et
« au bout de quelques instants ils devenaient aussi insensibles que s'ils
« eussent été dans l'ivresse ou privés de vie ; alors, suivant le cas, il
« pratiquait des ouvertures, des incisions, des amputations, et enle-
« vait la cause du mal. Après un certain nombre de jours, les malades
« se trouvaient rétablis, sans avoir éprouvé, pendant l'opération, la
« plus légère douleur. »

Toute cette science, oubliée ou méconnue, parut renaître au moyen
âge. La préparation de chanvre, usitée chez les Chinois, c'est le *hatschisch*
de la médecine moderne, préparation toute orientale, que le Vieux de
la montagne faisait prendre à ses séides pour les mettre dans un état
d'exaltation d'esprit et d'insensibilité corporelle, avant de les envoyer
commettre quelque crime important, d'où le nom d'assassin, *hatschas-
chin* (qui a pris le hatschisch).

Les Italiens inventèrent la fameuse *aqua toffana ;* puis toutes les
solanées vireuses, toutes les plantes stupéfiantes, furent tour à tour
distillées pour en recueillir de subtils poisons ou des filtres qui rendis-
sent insensibles au mal. L'*opium*, la *morelle*, la *mandragore*, la *ciguë*,
la *laitue* (si préconisée de nos jours sous le nom de *thridace* et de *lac-
tucarium*), tout fut employé tour à tour. Les chirurgiens y cherchaient
l'art de calmer et d'endormir leurs malades, les prisonniers, un moyen
d'échapper aux souffrances de la torture, et plus d'une fois le bourreau
se plaignit que, malgré ses efforts, le patient avait paru impassible, *par
suite* de l'effet de quelque filtre magique.

Enfin, le crime s'empara aussi de cette arme facile et qui frappe
dans l'ombre ; on vit paraître alors toute la série des empoisonnements
célèbres, l'odoration des fleurs somnifères, les lettres empoisonnées.
C'est ainsi que le pape Clément VII, au dire de *Zacchias*[1], aurait été
empoisonné par l'exhalation d'un flambeau, dont la mèche était im-
prégnée de poison.

La marquise de Brinvilliers se rendit célèbre dans cet art ; elle en
tenait les secrets d'un Italien nommé *Exili,* et de *Gaudin de Sainte-
Croix.* Ce dernier, dit-on, mourut en préparant un poison subtil ; le
masque de verre dont il se servait pour se garantir vint à tomber et il
mourut sur-le-champ.

Mesmer et le magnétisme animal, en 1776, firent revivre l'espé-
rance de vaincre la douleur ; mais tous leurs essais furent tellement

____

[1] *Qua est pred, leg.,* p. 60.

entourés de mystère et de jongleries, que les esprits sérieux renoncè-
rent à démêler ce qu'il pouvait y avoir de vrai.

La question en était restée à ce point lorsque, en 1829, M. le docteur *Chapelain*, qui s'occupait beaucoup de magnétisme, eut à traiter
une dame atteinte de cancer au sein ; ayant obtenu, sous l'influence du
magnétisme, le sommeil et l'insensibilité, il proposa à M. J. *Cloquet*,
professeur à l'École de médecine, aujourd'hui membre de l'Institut, de
l'opérer pendant ce sommeil.

L'opération était indispensable ; on la fixa au 12 avril. La malade
fut magnétisée, elle se déshabilla elle-même, s'assit sur le fauteuil et
soutint l'opération, qui dura douze minutes, sans donner signe de douleur, sans que le pouls fût modifié ; réveillée plus tard, elle ne se sou-
vint de rien.

Depuis lors, M. *Topham*, à Londres, M. *Loysel*, à Cherbourg,
M. *Kuhnholtz*, de Montpellier, ont publié des faits semblables ; mais
nulle part ce moyen n'a été poussé plus loin qu'à *Calcutta*, où le docteur *Esdaile*[1] est parvenu à pratiquer les opérations les plus difficiles,
les plus graves, sur des sujets endormis par le magnétisme, et ces expériences, faites à Calcutta sous les yeux d'une commission nommée
par le gouvernement des Indes, offrent trop le caractère de la vérité
scientifique pour pouvoir être révoquées en doute.

Si le magnétisme animal était une science régulière, accessible à
tout le monde, nul doute qu'il ne fournît à notre art la réalisation la
plus complète de l'anesthésie opératoire. En effet, on peut endormir
un sujet et le laisser dans cet état plusieurs heures, plusieurs jours
même sans qu'il en souffre, sans qu'il y ait aucun danger pour lui ;
toutes les fonctions importantes de la vie s'exécutent à l'état normal,
il n'y a de déplacée que la sensibilité, il n'y a de modifié que le rapport
de l'âme avec le corps.

Mais il n'en est point ainsi : le magnétisme n'est point une science,
il n'a pas d'axiomes, il n'a pas de lois et de corollaires qui permettent
d'agir avec régularité ; c'est, au contraire, un état en dehors des lois
de la nature, un état *extra-naturel* et non point *naturel*, encore moins
un état *surnaturel*, comme le croient certaines personnes. Si le magnétisme existe, c'est comme manifestation irrégulière de la vie ; aussi les
résultats sont-ils contingents et variables comme les individus.

Peu de sujets peuvent être magnétisés au point de perdre la sensibilité, et jusqu'à présent tous ces essais n'ont pu constituer une science
véritable.

Il fallait donc chercher encore.

[1] Larrey. *Rapport à la Société de chirurgie sur l'éléphantiasis*, 1846. In-4°.

§ II. — DE L'ANESTHÉSIE MODERNE.

Davy. — Le gaz protoxyde d'azote.

Si l'idée primitive d'éteindre la sensibilité par la respiration des gaz devait être attribuée à un seul homme, ce serait à sir *Humphy Davy*, né en 1779, à *Pesance*, comté de Cornouailles. Ce savant, qui s'éleva par son seul mérite, après avoir servi quelque temps dans la boutique de l'apothicaire *Borlasle*, ne tarda pas à être distingué de la foule ; le docteur *Beddoes* et *James Watt* le choisirent pour diriger l'institut pneumatique qu'ils venaient de fonder à Bristol. Cet établissement était consacré aux expériences et aux leçons publiques de chimie, et contenait, de plus, un hôpital où les malades devaient être traités par les inhalations gazeuses.

Davy, chargé d'étudier les propriétés chimiques des gaz, commença par l'oxyde d'azote, et, voulant reconnaître ses effets physiologiques, il osa le respirer. Le premier essai date du 11 avril 1799. C'était la première fois qu'un homme osait remplir sa poitrine d'un air différent de celui que tout mortel respire. Davy éprouva d'abord un vertige, puis la vue et l'ouïe s'exaltèrent ; il survint un besoin continuel d'agir, et enfin une sorte de délire caractérisé par une gaieté extraordinaire et l'exaltation des facultés intellectuelles. Il renouvela souvent ces expériences, et à chaque fois il éprouvait une sorte de joie, de gaieté, avec exaltation, qui lui fit donner à ce gaz le nom de *gaz hilariant* [1]. L'imagination surtout était développée. Un jour, au moment où on le réveillait avec peine de cet état demi-délirant, il s'écria avec feu : « Rien n'existe que la pensée ; l'univers n'est composé que « d'idées, d'impressions de plaisir et de souffrance. »

Davy ne tarda pas à songer que ce gaz pourrait être utile pour calmer les souffrances ; qu'il serait *anesthésique*, comme nous dirions aujourd'hui. Deux fois il calma une céphalée violente, et une fois un mal de dents, par l'inspiration du gaz ; et toujours la souffrance fut en quelques minutes effacée par le plaisir. Aussi Davy termine-t-il son mémoire par ces remarquables paroles, qui contiennent l'idée entière de la découverte moderne :

« Le protoxyde d'azote paraît avoir, entre autres propriétés, celle « de détruire la douleur ; on pourrait probablement l'employer avec « avantage dans les opérations de chirurgie, qui ne s'accompagnent « pas d'une grande effusion de sang. »

---

[1] *Davy*, Chemical and philosophical researches, chiefly concerning nitrous oxyde, or dephlogisticated nitrous air and its respirations. *London*, 1808. In-8°.

Le bruit de ces expériences ne tarda pas à se répandre, et bientôt on les répéta de toutes parts ; quelques-unes furent favorables, d'autres échouèrent complétement. Douze expérimentations, faites à Toulouse par une société de médecins et de savants, firent reconnaître que les effets étaient variables comme les individus.

Les résultats contradictoires peuvent aussi s'expliquer par l'impureté du gaz oxyde d'azote, qui devait souvent contenir de l'acide hypoazotique ; cependant on continua, dans les cours de chimie et dans les écoles de science, à répéter ces curieux essais, et on chercha en même temps à remplacer ce gaz, dont l'emploi paraissait dangereux, par un autre, qui pût aussi donner d'agréables sensations. C'est ainsi qu'on arriva à respirer l'éther. Quel fut le premier de ces expérimentateurs hardis : nul ne le sait. Mais ce fut bientôt une habitude générale parmi les élèves des laboratoires. Les étudiants de l'université de Cambridge, en particulier, s'amusèrent souvent à se plonger, par l'emploi de l'éther, dans une ivresse agréable ou dans un sommeil plein de douceur. Ils ne songeaient pas que, sous cette apparence dont ils se servaient comme d'un jeu, se trouvait la plus grande des découvertes, la plus utile des applications.

<h2>§ III. — L'ANESTHÉSIE EN AMÉRIQUE.</h2>

Horace Wels, Jackson et Morton. — Le protoxyde d'azote et l'éther.

L'Europe peut revendiquer pour elle l'idée première de l'anesthésie, mais c'est à l'Amérique qu'appartient la découverte des substances vraiment anesthésiques et leur première application à la chirurgie. L'Américain, brave et audacieux, ne doute jamais. En Europe on élabore longtemps une idée, on l'approfondit, mais une lente prudence empêche d'expérimenter *in anima vili*.

L'Américain prodigue de sa vie l'est aussi de celle des autres ; chez lui l'application suit l'idée, et souvent même l'idée est à peine ébauchée vaguement qu'il cherche déjà à la réaliser ; cette heureuse audace devait être un jour couronnée de succès.

Horace Wels était né à Hartford dans le Connecticut. Dentiste de profession, il eut l'idée, en 1844, de vérifier les travaux de Davy sur l'abolition de la douleur par l'inspiration du protoxyde d'azote ; il l'essaya sur lui, se fit arracher une dent et ne sentit aucun mal. Enchanté de ce résultat, il répéta ces expériences, et douze fois il put arracher des dents sans douleur. Il essaya même, dit-on, l'éther, mais, le trouvant trop violent, il l'abandonna pour revenir au gaz hilariant.

Dans le cours de l'hiver 1844, il vint à Boston pour vulgariser sa découverte ; il en fit part au dentiste *Morton* dont il avait été autrefois l'associé, le priant de l'aider à trouver l'occasion d'administrer le gaz oxyde nitreux. *Morton* le présenta au docteur *Hayward*, chirurgien distingué, qui voulut bien permettre l'expérience ; mais la plus proche opération ne devait avoir lieu que dans deux ou trois jours. L'inventeur était pressé, il ne voulait pas attendre ; on se rendit alors chez le professeur *Warren* qui faisait son cours ; on lui proposa d'expérimenter le gaz qu'*Horace Wels* affirmait devoir détruire ou soulager beaucoup la douleur.

Warren se rendit à ce désir : « Mes élèves, dit-il, se réunissent ce « soir à l'hôpital pour s'amuser à respirer de l'éther ; je leur ferai part « de votre proposition. Préparez votre gaz, rendez-vous à l'amphi- « théâtre ; nous ferons l'essai sur un malade auquel on doit arracher « une dent. »

Le soir, il y avait grande affluence. *Horace Wels* se trouvant au rendez-vous, le malade aspira le gaz ; on arracha la dent, mais, ô malheur ! le patient poussa de grands cris ; la douleur avait été fort vive, soit que le gaz fût mal préparé, soit que son action si variable eût été cette fois infidèle. Les spectateurs se mirent à rire, à siffler ; le malheureux *Horace Wels* n'eut pour lui que la honte et la confusion. Découragé par son aventure, il rapporta le lendemain matin à *Morton* les instruments qu'on lui avait prêtés ; puis il partit pour son pays où il se mit à diriger une exposition d'oiseaux. Plus tard, quand il vit le rapide succès de la découverte de l'éther, il voulut faire valoir ses droits, mais il ne put se faire écouter. Le malheureux tomba alors dans le désespoir et mit fin à ses jours.

Nous arrivons à l'époque où la découverte va se compléter ; deux noms s'en disputent l'honneur : *MM. Morton* et *Jackson*. Chacun d'eux en effet y concourut pour sa part ; l'un donna ses idées et sa science, l'autre son intuition de la vérité, son audace. Mais ni l'un ni l'autre ne peut réclamer l'honneur absolu de la découverte. C'était trop de gloire pour un seul homme.

Charles Jackson, docteur en médecine de l'université de *Harward* (1829), était en même temps un chimiste habile et un géologue distingué ; il avait fait son tour d'Europe et avait vu à Édimbourg les étudiants s'enivrer avec l'éther. Cette coutume, qu'il retrouva en Amérique, lui inspira l'idée d'étudier la nature du sommeil éthéré, et, dès 1842, expérimentant sur lui-même, il reconnaissait le pouvoir de l'éther à produire l'insensibilité.

Voici la lettre qu'il écrivit à ce sujet au docteur *Abbot* : « L'expé- « rience qui me fit conclure que l'éther sulfurique produisait l'insen- « sibilité fut faite de la manière suivante : je pris une bouteille d'éther

« sulfurique purifié que j'avais dans mon laboratoire. J'allai dans mon
« cabinet, je versai de cet éther sur un morceau de linge, et, l'ayant
« pressé légèrement, je m'assis sur une berceuse. Ayant appuyé ma
« tête sur la berceuse, je posai mes pieds sur une chaise, de manière
« que je me trouvasse dans une position fixe; je plaçai alors le morceau
« de toile sur ma bouche et sous mes narines, et je commençai à res-
« pirer l'éther. Les effets que je ressentis d'abord furent un peu de
« toux, puis de la fraîcheur qui fut suivie d'une sensation de chaleur.
« Il me vint bientôt de la douleur à la tête et dans la poitrine, des
« envies de rire et du vertige. Mes pieds et mes jambes étaient en-
« gourdis et insensibles; il me semblait que je flottais dans l'air; je ne
« sentais plus la berceuse sur laquelle j'étais assis. Je me trouvai,
« pendant un espace de temps que je ne puis définir, dans un état de
« rêverie et d'ensensibilité. Lorsque je revins, j'avais toujours du
« vertige, mais point envie de mouvoir. La toile qui contenait l'éther
« était tombée de ma bouche ; je n'avais plus de douleur dans la poi-
« trine ni dans la gorge ; mais je ressentis bientôt un trouble inexpri-
« mable dans tout le corps, le mal de gorge et de poitrine revint
« bientôt, toutefois avec moins d'intensité qu'auparavant. Comme je
« ne m'étais plus aperçu de la douleur, non plus que des objets exté-
« rieurs, peu de temps après que j'eus perdu connaissance, je con-
« clus que la paralysie des nerfs de la sensibilité serait si grande,
« tant que durerait cet état, que l'on pourrait opérer un malade soumis
« à l'influence de l'éther sans qu'il ressentît la moindre douleur. Me
« fiant là-dessus, je prescrivis l'emploi de l'éther, persuadé que
« l'expérience serait couronnée de succès [1]. »

De son côté, *W. T. G. Morton*, dentiste de Boston, était à la re-
cherche de la grande chimère du moment; il pensait que, s'il pouvait
trouver un moyen d'arracher les dents sans douleur, il aurait bientôt
fait sa fortune. Peu versé dans la chimie, il s'adressait aux pharma-
ciens, aux chimistes et particulièrement à *Jackson*, chez lequel il avait
étudié. Il apprit de Jackson, en 1844, les effets calmants de l'éther
directement appliqué sur une dent malade et aussi l'habitude où
étaient les élèves de Cambridge de s'endormir en respirant de l'éther.
Ce fait lui fut confirmé par ses lectures et par l'un de ses élèves, *Spear*,
qui en avait respiré lui-même.

Il expérimenta bientôt, dans sa pratique, que l'éther renfermé
dans une dent creuse et scellé avec de la cire rendait graduellement
le nerf insensible.

Dans le cours de l'hiver (1844 à 1845), il aida *Horace Wels* dans
ses expériences sur les inhalations de gaz oxyde nitreux (*nitrous oxyde*

---

[1] Figuier. *Hist. de l'anesthésie.*

gaz), pour détruire la douleur résultant des opérations. Ainsi préparé par l'expérience des autres, Morton était en bonne voie d'achever la découverte. Homme de pratique, courageux, audacieux même, il n'était pas homme de science ; mais, dès qu'il croyait entrevoir la vérité, il se mettait en devoir de la vérifier par l'expérience.

Il pensa donc que, si l'éther, directement appliqué, pouvait rendre un nerf insensible, il pourrait aussi, par le moyen de l'inhalation, détruire le sentiment de la douleur en général.

Le docteur Jackson lui ayant envoyé une bouteille d'éther chlorique (*chloric ether*) rectifié pour appliquer sur les dents, il eut l'idée de le respirer; il l'inhala en se servant d'un mouchoir: mais il en restait peu, il ne put obtenir qu'une sorte de gaieté (*exhilaration*) suivie de mal de tête.

La découverte n'était point faite. Morton tomba malade ; il fallut interrompre. Mais Morton était persévérant. Au printemps 1846, *Thomas B. Spear* vint étudier auprès de lui, et, lui entendant parler de ses recherches, il lui dit qu'il avait inhalé de l'éther sulfurique à l'université de *Lexington* et il lui en décrivit les effets. Morton, ranimé dans ses anciennes espérances, résolut de tenter les derniers efforts pour éclaircir cette question.

Il fit une première expérience sur un chien de Terre-Neuve, lui plongea la tête dans une jarre dont le fond était couvert d'éther sulfurique; le chien fut étourdi complétement et tomba entre ses mains. Il éloigna la jarre ; au bout de trois minutes, l'animal se releva, hurla très-fort et courut se plonger à dix pieds au moins dans une mare.

Morton s'occupa aussitôt de trouver un jeune dentiste qui pût le remplacer dans ses fonctions, prendre la direction de ses affaires, afin qu'il pût se consacrer à son étude chérie d'une manière exclusive.

La convention fut rédigée par *R. H. Dana Junior*, esquire, et le docteur *Grenville G. Hayden*, jeune dentiste, se chargea du cabinet de Morton..

Délivré de toute préoccupation, celui-ci commença à se consacrer entièrement à ses expériences ; il inhala un peu d'éther chlorique et de morphine ; l'effet fut un assoupissement suivi de courbature et de mal de tête.

Au mois d'août, il se fit acheter par *Hayden* une fiole d'éther sulfurique de quatre onces chez le droguiste *Burnett*; il en emporta la moitié à la campagne, afin de tenter encore l'expérience sur le chien ; mais celui-ci fit un bond, renversa la jarre et tout fut perdu.

Morton, contrarié, résolut de prendre lui-même l'éther; il s'enferma dans son cabinet, versa de l'éther sur son mouchoir, le respira et tomba dans un état de demi-sommeil où il ne perdit pas connaissance; mais la sensibilité était fortement émoussée.

Il n'avait plus d'éther, il ne voulut pas en redemander à Burnett pour ne pas divulguer son secret ; il envoya l'élève *William P. Leavitt*, dans un autre quartier, pour en acheter chez *Brewers Stewens*. Il parvint aussi à déterminer *Spear*, qui en avait pris à la pension, à inhaler de l'éther; celui-ci en prit, et son insensibilité fut telle, qu'il laissa tomber le mouchoir et parut complétement assoupi; mais bientôt il entra dans une si violente excitation, qu'il fallut le maintenir de force sur le fauteuil. Une fois réveillé et calmé, il dit qu'il était charmé des sensations qu'il avait éprouvées. *Leavitt* en prit à son tour ; les mêmes effets se reproduisirent. *Morton* fut découragé ; il n'avait pas prévu cette surexcitation effrayante. Il était bien loin de la période de calme qu'il voulait atteindre pour opérer ; mais on doit remarquer que, si l'éther dont il s'était servi avait été pur, il aurait obtenu dès lors un succès complet. Il résulte en effet des *affidavit* (déclarations sous serment) relatés dans la défense du docteur Morton, que cet éther analysé contenait une forte proportion d'acide sulfurique alcoolisé et d'autres impuretés. Tout ceci avait lieu en août. Morton se rendit à la campagne et abandonna ses expérience jusqu'à la mi-septembre. Il les reprit alors et chercha s'il réussirait mieux avec un appareil ; il voulait un ballon ou un sac à gaz. Il consulta le docteur *Gay*, qui le renvoya à Jackson : « Les chi-« mistes, lui dit-il, sont familiarisés avec ces choses-là. » *Morton* se rendit donc chez *Jackson* pour lui demander quelques renseignements sur les diverses préparations d'éther et les appareils ; mais il voulait cacher en même temps son véritable but, de peur qu'on prît l'avance sur lui. Ce fut un tort, car, pour mieux se cacher, il feignait plus d'ignorance qu'il n'en avait, et ce fait lui fut constamment reproché. Voici, d'après les textes, quelle fut leur conversation en ce jour décisif[1].

Le 1ᵉʳ septembre 1846, Morton entre dans le laboratoire de Jackson et lui demande un petit sac à gaz (*gaz-bag*); il devait, disait-il, s'en servir pour administrer l'air atmosphérique ou *autre chose* à une dame, afin de calmer ses craintes et de pouvoir lui enlever une dent.

Jackson lui répondit que ses instruments étaient dans son atelier et qu'il faudrait une certaine peine pour se le procurer. Morton se rendit dans l'atelier et revint au laboratoire tenant un petit sac à gaz[2].

« — Eh bien, docteur, lui dit Jackson, voilà votre équiquement « complet; il ne vous manque plus que le gaz.

« — Il n'y aura peut-être pas besoin de gaz, dit Morton, si la personne « peut être amenée à croire qu'il y en a réellement. Je veux faire de « l'effet sur son imagination à peu près comme on raconte que l'on

---

[1] Figuier. *Hist. de l'anesthésie.*
[2] Morton. *Mémoire sur la découverte du nouvel emploi de l'éther.*

« agit à l'égard d'un criminel condamné à la peine de mort. On faisait
« couler de l'eau chaude sur une partie de son corps blessée ou lacérée
« pendant que ses yeux étaient bandés.

« — Mais, lui dit Jackson, cette épreuve échouera, et vous vous ren-
« drez ridicule ; je préférerais que vous ne tentassiez pas cette expé-
« rience, de peur qu'on ne vous croie un plus grand blagueur (*greater*
« *humbung*) encore que Wels avec son oxyde nitreux.

« — Aussi, répondit Morton, n'ai-je point l'intention de faire ce
« tour. Mais pourquoi ne pourrais-je pas donner l'éther?

« — Sans doute vous feriez beaucoup mieux, répliqua Jakson. Si vous
« pouvez décider cette dame à l'inhaler, vous l'endormirez, comme cela
« arrive aux étudiants qui en prennent pour se griser, et vous pourrez
« extraire sa dent. Elle ne pourra pas se défendre et ne vous empê-
« chera d'agir par aucune résistance. »

Le docteur Morton lui fit alors des questions sur le danger et le mode
d'emploi de l'éther.

Jackson lui dit : « Vous pourriez saturer d'éther une éponge ou du
« drap et l'appliquer à sa bouche ou à son nez. Vous en trouverez de
« parfaitement rectifié chez Burnett. »

« Je partis, ajoute Morton ; j'achetai de l'éther chez Burnett, et,
« m'enfermant dans mon cabinet, sur le fauteuil d'opération, je res-
« pirai l'éther versé sur mon mouchoir ; je regardai ma montre ; je
« perdis bientôt connaissance. En revenant à moi, je sentis de l'en-
« gourdissement dans mes jambes, avec une sensation semblable à
« celle d'un cauchemar. J'aurais donné le monde entier pour que
« quelqu'un vînt me réveiller ; je crus un instant que j'allais mourir
« dans cet état, et que le monde ne ferait que prendre en pitié ou
« tourner en ridicule ma folie. A la fin, je sentis un léger chatouille-
« ment du sang à l'extrémité de mon doigt et je m'efforçai de le tou-
« cher avec le pouce, mais sans succès. Un deuxième effort m'amena
« à le toucher, mais sans éprouver aucune sensation. Peu à peu je
« me trouvai solide sur mes jambes et je me sentis revenu entière-
« ment à moi. Je regardai de nouveau à ma montre et je calculai que
« j'étais demeuré insensible l'espace de huit minutes. Enchanté du
« résultat de cette expérience, j'annonçai immédiatement mon succès
« aux personnes employées chez moi, et j'attendis impatiemment que
« quelqu'un voulût bien se prêter à une épreuve complète. Dans la
« soirée, un homme, demeurant à Boston, se présenta chez moi ; il
« souffrait beaucoup et demandait l'extraction d'une dent. Il re-
« doutait l'opération et voulait être magnétisé ; je lui dis que j'avais
« quelque chose de mieux que cela, et, saturant d'éther mon mouchoir,
« je le lui fis inhaler ; il perdit connaissance presque immédiatement. Il
« faisait nuit. Le docteur Hayden tint la lampe pendant que je procédais

« à l'extraction d'une dent barrée qui tenait par de fortes racines. Il
« n'y eut pas beaucoup d'altération dans le pouls et aucun relâchement
« dans les muscles. Revenu à lui au bout d'une minute, il ne savait
« rien de ce qu'on lui avait fait. Il resta quelque temps à causer de l'expé-
« rience, et je lui fis signer un certificat. C'était le 30 septembre 1846.
« Je considère cette opération comme étant la première démonstration
« de ce fait nouveau dans la science. Je ne sache pas que personne
« puisse citer une démonstration antérieure à cette date. Si quelqu'un
« peut le faire, je suis tout prêt à lui céder la priorité en matière de
« temps. »

Telle fut l'origine de cette méthode anesthésique, qui, peu de temps
après, devenait universelle; sans doute Jackson y avait une grande
part; le premier il avait respiré l'éther en 1842; il avait remarqué des
effets d'insensibilité; ce fut lui qui encouragea Morton dans cette
voie, et qui lui donna de précieux renseignements sur l'éther, lui re-
commandant l'éther parfaitement rectifié (*hiably rectified ether*). Mais
il ne prévoyait comme résultat que la stupéfaction qui rendait le
patient incapable de résistance, sans apercevoir toute la portée de
cette découverte; ceci résulte de la conversation qu'il eut avec *Caleb
Eddy*, le 23 octobre 1846. « Docteur Jackson, lui dit Eddy, saviez-vous,
« à cette époque, qu'une personne ayant inhalé de l'éther et étant en-
« dormie, on pouvait entamer sa chair avec un couteau sans qu'elle
« ressentît aucune douleur? — Non, répondit Jackson, et Morton non
« plus; c'est un étourdi de faire ce qu'il fait; il pourrait bien arriver
« qu'il tuât quelqu'un. »

Morton, en possession de son certificat, s'entretint avec Hayden de
la meilleure manière de faire valoir sa découverte; ils furent d'avis que
le mieux était d'en faire part aux chirurgiens de l'hôpital. Morton se
rendit donc chez le docteur *Warren*, après avoir passé chez Jackson
pour l'instruire du succès de l'opération. Le docteur Warren promit
une expérience publique dans son hôpital; en attendant ce jour,
Morton continua d'employer l'éther pour arracher les dents; les effets
ne furent pas constants. Un petit garçon n'éprouva que du malaise et
des vomissements. On le conduisit chez lui en voiture; un médecin
déclara qu'il avait été empoisonné. Ses amis étaient furieux. On parlait
d'attaquer Morton en justice. Une autre dame fut éthérisée tout en
gardant sa connaissance; elle ne voulut pas se laisser arracher la dent;
on eut de la peine à la décider, cependant l'opération fut faite sans
aucune douleur. Une demoiselle de vingt-cinq ans éprouva, sous
l'influence de l'éther, des effets alarmants; elle bondit de dessus le
fauteuil en criant; on parvint à la calmer; elle fit encore quelques
inhalations, et on put lui arracher deux molaires sans douleur. Cepen-

dant le grand jour de l'expérience publique, à l'hôpital, arrivait ; Morton, très-inquiet, se rappelait le sort de Wels.

« L'opération devait avoir lieu à dix heures ; Morton se leva au petit jour, il se rendit chez M. *Chamberlain*, fabricant d'instruments ; en le pressant vivement, il obtint l'appareil après dix heures sonnées ; il entra dans la salle au moment où le docteur Warren allait commencer l'opération. Il y avait grande affluence, l'intérêt excité était à son apogée ; on désirait vivement être dans le secret des sensations du patient. Après l'opération, le malade fit la description de son état, et le docteur Warren déclara qu'il croyait que l'opéré avait été insensible à la douleur. « On se figurera, dit Morton, ce que j'éprouvais, mieux « que je ne le saurais dire ; je fus invité à administrer l'éther le len- « demain, dans une opération sur une tumeur. L'opération fut pra- « tiquée avec un succès parfait par le docteur *Hayward*. »

Le 7 novembre, Morton administra l'éther dans un cas d'amputation ; le succès fut complet. Mais Morton fut obligé de dire quelle était la substance employée : les chirurgiens de l'hôpital ayant déclaré qu'ils croyaient de leur devoir de refuser l'usage de la préparation jusqu'à ce qu'ils connussent sa composition.

C'était le premier cas d'amputation. Jackson n'y assistait pas, mais il vint à une opération qui fut faite à Brownfield-House. Le 21 novembre, Morton donna encore l'éther avec succès.

Dès lors son emploi fut général ; mais Morton eut le tort de vouloir prendre un brevet pour vendre aux chirurgiens le droit d'employer l'éther ; la question était trop importante ; elle intéressait non pas une classe d'individus, mais bien l'humanité tout entière : aussi Morton fut-il débordé de toutes parts, et bientôt l'emploi de l'éther tomba dans le domaine public.

§ IV. — L'ÉTHÉRISATION EN EUROPE.

Ce fut Morton qui fit, le premier, connaître sa découverte en Europe, dans une lettre au dentiste *Booth*, de Londres (17 décembre 1846). Booth en parla à *Robinson*, qui fit aussitôt construire un appareil, administra l'éther et put arracher une dent sans douleur. Deux jours après, le 19 décembre, le célèbre chirurgien *Liston* pratiquait, à l'hôpital, une amputation de cuisse et un arrachement d'ongle incarné : les malades ne s'aperçurent même pas de l'opération. Bientôt *Guthrie*, *Lawrence*, *Morgan*, *Fergusson* et *Tattum* employèrent à l'envi le nouveau procédé.

Mais vers le même temps, le 22 décembre, l'éther traversait la Manche, et M. *Jobert*, à l'hôpital Saint-Louis, assisté par un jeune chirurgien américain, faisait un premier essai d'anesthésie, qui échoua.

Deux jours après, une deuxième expérience réussit parfaitement.

MM. *Malgaigne, Velpeau, Roux* et *Laugier*, initiés bientôt à cet art, en firent part aux académies. M. *Magendie* seul protesta, au nom de la morale et de la sécurité publique, contre des essais imprudents. L'ardeur de la découverte se répandit sur toute la France; MM. *Sédillot*, à Strasbourg, *Simonin*, à Nancy, *Bonnet* et *Bouchacour*, à Lyon, *Bouisson*, à Montpellier, *Roux*, à Toulon, perfectionnèrent tour à tour et régularisèrent les procédés; tous les autres pays suivirent cet exemple; ce fut à cette époque et pendant que *Morton* et *Jackson* excitaient, par leur découverte, l'enthousiasme de l'Europe reconnaissante, que le pauvre *Horace Wels*, rejeté, éconduit de capitale en capitale, d'académie en académie, ne pouvant nulle part faire valoir ses droits, retourna aux États-Unis et résolut de se couvrir, pour linceul, de cette découverte qui était sienne aussi, et qui lui échappait, faute de persévérance; il se mit dans un bain, s'ouvrit les veines, et aspira l'éther jusqu'à la mort. Que lui avait-il manqué pour être un génie? ce n'était ni le talent ni l'idée; c'était la force d'âme, et cette longue vertu qu'on nomme la persévérance.

§ V.

Le chloroforme. — Soubeiran, Flourens, Simpson.

A peine l'éther semblait-il régner en maître, qu'il était détrôné. Le génie français ne tarda pas à féconder cette découverte, que l'Amérique nous apportait toute brute comme l'or de ses mines. Le chimiste, le physiologiste, généralisant la question, recherchèrent si d'autres corps ne seraient pas aussi anesthésiques. M. *Sédillot*, le premier, signala les effets anesthésiques de l'*éther chlorhydrique*. M. *Flourens* indiqua les *éthers nitreux, acétique* et *oxalique*. Chacun apporta son tribut à la science, et l'on reconnut bientôt un pouvoir anesthésique à un grand nombre de substances.

Parmi tous ces corps, un seul se distingua des autres et sortit vainqueur, ce fut le *chloroforme*.

Découvert en 1830, par M. *Soubeiran*, professeur actuel de pharmacie à la Faculté de médecine, ce corps, peu connu, était resté sans application.

M. *Flourens*, jugeant par analogie et d'après la composition du chloroforme, si semblable à celle des éthers, expérimenta sur les animaux et déclara ce corps un puissant anesthésique.

Mais c'est à *Simpson* que revient l'honneur d'avoir expérimenté sur l'homme, et d'avoir fait au chloroforme la part glorieuse qui lui était réservée (10 novembre 1847).

Le chloroforme avait, en effet, une action plus forte, plus rapide, plus régulière que l'éther; il était moins excitant et plus anesthésique. Au lieu de huit ou dix minutes pour endormir un malade, quelques aspirations suffisaient; et au bout de deux minutes à peine, la connaissance et le sentiment étaient abolis.

Cette action était si fidèle, si régulière, elle procurait au chirurgien un si grand calme pour les opérations, que bientôt le chloroforme remplaça par toute l'Europe l'éther détrôné.

Mais bientôt on apprit que des accidents étaient survenus par l'emploi du nouveau corps; on parlait de mort subite. Au mois de juillet 1848, une jeune femme de Boulogne, mademoiselle *Stock*, chloroformée pour une petite opération, était tombée comme foudroyée.

La même année, les journaux anglais rapportèrent la mort subite d'*Hannah Greener*, jeune fille de quinze ans, opérée d'un ongle rentré dans les chairs. Chloroformée par M. *Meggisson*, elle fut endormie en une demi-minute; on commença l'opération, mais tout à coup les lèvres pâlirent; un peu d'écume sortit de la bouche; on étendit la malade sur le plancher, on lui jeta de l'eau à la figure, on lui mit quelques gouttes d'eau-de-vie dans la bouche, on ouvrit la veine du bras, le sang ne coulait plus : la jeune fille était morte, et depuis le début de l'opération c'est à peine s'il s'était écoulé trois minutes.

Deux jours après, *Arthur Walker*, jeune apprenti droguiste, ayant voulu s'endormir seul, en respirant le chloroforme, dans un coin de la boutique, fut trouvé mort par son père, qui arriva vingt minutes après.

Par une coïncidence inexplicable, quinze jours ne s'étaient pas écoulés qu'un cas de mort était signalé en Amérique. *Mistriss Martha Simmons*, âgée de 35 ans, mourut subitement pendant qu'on lui arrachait une dent.

Aussi la science s'est-elle préoccupée de rendre moins dangereux l'emploi d'une substance si précieuse, d'ailleurs; on y est parvenu, en grande partie, en posant les règles suivantes :

1° Chloroformer, quand les sujets sont à jeun, dans une chambre vaste et aérée, et faire respirer en même temps que le chloroforme une bonne quantité d'air, en ne mettant l'appareil qu'à distance marquée de la bouche, et s'arrêter dès que l'insensibilité est obtenue.

2° Ne point chloroformer pour des opérations insignifiantes.

3° Ne point chloroformer les personnes atteintes de maladie de cœur avancée ou de quelque maladie pouvant entraîner déjà la mort subite.

Ces précautions ont eu un résultat favorable; car, depuis neuf ans que le chloroforme est employé sur une masse d'individus anesthésiés, qu'on peut estimer à un million, c'est à peine si l'on peut compter trente morts subites (un sur trente mille).

Nous ne cherchons pas à dissimuler la vérité ni à dire, comme l'ont fait plusieurs savants distingués, « que la mort ne saurait être attri- « buée à l'action tonique du chloroforme, mais à l'introduction de « l'air dans les veines. »

Il n'en est point ainsi ; mais le puissant modificateur de la sensibi- lité, que la chirurgie appelle à son secours, atteignant parfois le but avec trop de rapidité sur certains sujets, paralyse subitement les nerfs de la respiration et ceux du cœur, et la mort arrive aussitôt.

Mais, si nous devons déplorer les accidents survenus, est-ce une raison pour bannir l'emploi du chloroforme et de la méthode anesthé- sique, comme le veulent certains moralistes sévères? Non, sans doute ; l'homme n'obtient rien en cette vie qu'au prix de ses efforts et de sa vie même. — Il n'y a pas un chemin de fer qui n'ait à déplorer plus de victimes que le chloroforme, et cependant qui songe à blâmer l'in- dustrie?

Ce n'est point en supprimant a science, mais en l'éclairant, qu'on doit servir l'humanité.

Deux séries de découvertes nouvelles viendront en aide à l'anes- thésie :

L'une, c'est la méthode de l'*anesthésie locale;*

L'autre, la découverte d'un corps anesthésique que l'on puisse em- ployer sans danger.

Sur ces deux points, la science avance à grands pas.

En 1854, le docteur *Hardy*, de Dublin, fit connaître qu'en dirigeant sur une partie du corps un jet de chloroforme, vaporisé à l'aide d'un soufflet, on déterminait l'insensibilité ; on obtint plusieurs fois des succès, mais souvent aussi on échoua.

En 1856, Simpson proposa, dans le même but, les douches d'acide carbonique. Les expériences de M. Follin, en France, ont démontré qu'elles pourraient être utiles, quoique leur action soit faible.

La même année, dans un mémoire sur l'*oxyde de carbone,* entrepris avec le bienveillant concours de M. Paul Blondeau, et présenté à l'Aca- démie des sciences, j'ai démontré que ce gaz, plus puissant que le pré- cédent, pouvait produire une anesthésie locale plus énergique. M. le professeur *Tourdes* et M. *Coze*, de Strasbourg, ont confirmé, par leurs travaux, la réalité de ces faits.

Dans un prochain mémoire, je ferai voir que le gaz cyanogène et l'acide cyanhydrique sont encore plus efficaces. Enfin, tout porte à croire que d'ici à peu de temps la science possédera de nombreux moyens d'éteindre la sensibilité localement, lorsqu'il ne s'agit de porter l'instrument qu'à la surface du corps, sans pénétrer trop profondément les tissus.

Quant au second point de vue de la question, il n'est point impossible de trouver un corps moins dangereux que le chloroforme. Déjà le docteur *Snow* a publié de nombreuses observations sur l'*amylène*, substance éthérée extraite de l'alcool de pomme de terre, et dont l'emploi paraît être plus innocent.

Pour nous, nous penchons à croire que l'acide carbonique en inhalations sera tôt ou tard reconnu comme le corps le plus propre à produire une anesthésie suffisante, et cependant sans danger. Ce corps est, en effet, le calmant le plus rationnel du système nerveux ; il se trouve naturellement dans le sang, pénètre l'organisme sans y introduire d'éléments nouveaux, sans s'y décomposer, et s'élimine promptement quand on cesse de l'administrer.

On est porté à croire, au premier abord, que, lorsqu'une découverte vient de se faire, le champ de la science doit être plus épuisé, et que de longtemps on ne pourra accomplir de nouveaux progrès. Il n'en est point ainsi ; l'esprit de l'homme, créé à l'image de Dieu, féconde tout ce qu'il touche, et d'une première découverte en jaillissent d'autres, qui bientôt en feront naître de nouvelles à leur tour. Telle est la question de l'anesthésie. Depuis le jour où Morton et Jackson, guidés par de faibles inductions, découvrirent les vertus de l'éther, l'esprit synthétique des savants européens, plus fécond dans ses résultats, plus sûr dans ses prévisions, ne tarda pas à multiplier presque à l'infini le nombre des corps qui jouissent de propriétés analogues.

On reconnut le pouvoir d'éteindre la sensibilité à des séries entières de substances, aux éthers *chlorydrique* (Sédillot), *chloré*, *bromhydrique*, *sulfhydrique*, *tellurhydrique*, *cyanhydrique*, *sélenhydrique*, *nitreux* (Flourens), *azotique*, *acétique* (Flourens), *oxalique* (Flourens), à la *liqueur des Hollandais* (Aran), à l'*aldéhyde*, au *formo-méthylal*, au *naphte*, à l'*hydrogène carboné* (Tourdes, Dumoulin), au gaz *chloroxycarbonique* ; et enfin, dans ces derniers temps, à l'*acide carbonique* (Simpson, Follin), à l'*oxyde de carbone* (Dumoulin, Ozanam, Tourdes), au *cyanogène* (Ozanam), et à l'*ammélyne* (Snow).

Quelle est donc la loi générale qui domine toute la question des anesthésies ? quelle est, dans toutes ces substances différentes, le principe actif dont la forme varie, mais qui garde son pouvoir ?

Tel a été le but de nos recherches personnelles, dans un travail présenté à l'Académie des sciences, le 26 décembre 1856. Nous avons posé cette loi générale : « Tous les corps carbonés volatils ou gazeux « sont doués du pouvoir anesthésique ; plus un corps est carboné, plus « il possède ce pouvoir. » Un coup d'œil rapide jeté sur la série précédente éclaire facilement la question.

L'*acide carbonique*, corps faiblement carboné, est un anesthésique faible.

L'*oxyde de carbone*, corps plus carboné, est un anesthésique énergique.

Le *cyanogène*, corps très-carboné, est un anesthésique foudroyant.

Les *éthers* ne sont autres que des corps carbonés volatils.

Le *chloroforme*, plus carboné encore, agit avec plus d'intensité.

L'*oxygène* et le *carbone* sont les deux pôles de la vie. L'*oxygène* vivifie le sang, excite les organes et le système nerveux ; c'est l'*hyperesthésique* par excellence.

Le *carbone* arrête les manifestations vitales, brunit le sang, empêche l'hématose et paralyse le système nerveux ; c'est le corps *anesthésique* par excellence.

La juste pondération de ces deux corps dans l'organisme modère ou active, dans une juste mesure, tous les phénomènes vitaux, et produit en même temps par leurs combinaisons une combustion lente, d'où naît la chaleur des corps organisés. Mais, dès que le carbone domine, on voit se produire aussitôt les phénomènes d'insensibilité (asphyxie, strangulation, respiration de gaz neutres, qui remplacent l'oxygène, gaz carbonés anesthésiques). Nous avons donc raison de dire : le carbone est l'anesthésique par excellence. Mais il faut, pour qu'il agisse, qu'on lui fasse quitter sa forme cristalline (diamant), métallique (graphite), ou amorphe (charbon), pour la forme volatile (éther), ou gazeuse (gaz carboné), qui lui permet alors de pénétrer dans les profondeurs de l'organisme pour porter son action stupéfiante sur le système nerveux.

Le domaine de l'anesthésie, borné d'abord aux opérations chirurgicales, n'a point tardé à grandir. L'art des accouchements le réclama bientôt ; et les femmes purent, dès ce moment, espérer d'enfanter sans douleur. On rapporte à ce propos une anecdote assez piquante. Le docteur *Simpson*, appelé pour l'accouchement de la reine d'Angleterre, lui fit prendre le chloroforme avec succès ; mais le clergé anglican réclama avec force comme d'abus, soutenant qu'une pareille conduite était contraire au texte de la Bible, qui dit à la femme : « Tu enfanteras dans la douleur. » Le célèbre chirurgien ne se tint pas pour battu ; et, aussi fort sur les Écritures que sur la chirurgie, il répondit, la Bible à la main, que Dieu avait envoyé à Adam un doux sommeil quand il avait dû prendre une de ses côtes pour former le corps d'Ève ; que l'origine de la méthode anesthésique se trouvait donc dans la Bible, et que Dieu lui-même avait ainsi révélé à l'homme ce moyen de calmer la douleur.

La médecine s'empara aussi de la nouvelle panacée ; on l'employa pour calmer les *névralgies*, les *crises nerveuses*, les maladies *spasmo-*

diques, et même contre la *pneumonie*. Mais là ne se borne pas le rôle de ce nouveau moyen. Ses plus beaux aperçus seront pour la physiologie, pour la psychologie. En *physiologie*, le chloroforme et l'éther seront comme un nouveau scalpel, dont l'action subtile disséquera, pour ainsi dire, toutes les parties du système nerveux, les isolera et permettra de reconnaître leur rôle important et jusqu'aux nuances de leurs actions. En *psychologie*, ces corps permettront au philosophe d'analyser la pensée, d'étudier plus à fond les opérations diverses de l'entendement, les facultés de l'âme ; de voir leur liaison mutuelle, leur plus ou moins grande importance, leur ordre de succession, la loi de subordination des facultés humaines et leur disparution successive jusqu'à la mort apparente, puis réelle. Cette œuvre importante est digne de l'attention des philosophes. Jusqu'ici ils ont trop négligé l'étude de la psychologie. *Bossuet, Descartes, Leibnitz*, n'agissaient point ainsi ; ils appelaient à leur aide toute la science de leur siècle. Mais, depuis eux, la philosophie a singulièrement abandonné l'étude physiologique ; il est cependant indispensable de mener de front les deux études. L'homme n'est point, en effet, un corps seulement, comme le disent les matérialistes ; ni une âme, un esprit, comme le déclarent les philosophes ; mais bien une âme unie à un corps et ne formant avec lui qu'un seul être, qu'une substance mixte, pour ainsi dire.

§ VI. — Tableau des phénomènes de l'éthérisation.

1° L'homme physique.

Dès que l'on commence à respirer l'éther, ses vapeurs, absorbées par le poumon, passent dans le torrent circulatoire et, suivant les ramuscules artériels, arrivent jusqu'au système nerveux. Celui-ci est donc impressionné en même temps dans sa totalité ; mais toutes ses parties ne sont pas également résistantes, également affectées. Celles qui ne sont pas indispensables à la vie, celles qui correspondent au *mouvement*, perdent d'abord leurs propriétés, puis les organes des *sens* et la *sensibilité* ; chaque fonction s'éteint à son tour d'après son ordre d'importance, jusqu'à ce que la vie se renferme dans son sanctuaire le plus inviolable, le *nœud vital*. Ce point du cerveau d'où partent les nerfs du cœur et de la respiration est en effet le dernier qui cesse d'agir ; c'est véritablement l'*ultimum moriens* ; et s'il s'arrête, la mort existe, car son irritabilité ne cesse que quand elle est depuis longtemps éteinte partout ailleurs. Cette limite, l'opérateur ne doit pas la franchir ; s'il voit faiblir le cœur ou disparaître la respiration, qu'il s'arrête aussitôt, car il touche au nœud vital, et il doit craindre de le trancher.

Mais l'examen particulier des fonctions offre aussi une curieuse étude.

Chacune d'elles éprouve en effet successivement trois modifications, étant tour à tour *pervertie, diminuée,* puis *abolie.*

La première modification, c'est un trouble dans la coordination.

L'acte fonctionnel n'a plus sa régularité, son aspect ordinaire, il est perverti.

Le *mouvement* est altéré de prime abord, car le mouvement, c'est le surplus de la vie; c'est son épanouissement, une expression de sa surabondance.

On ressent une surexcitation, une force plus grande; puis les muscles s'agitent et se contractent, le mouvement devient convulsif et désordonné; bientôt il s'affaiblit et cesse complétement.

C'est alors le tour des organes des sens : l'*olfaction*, le *goût*, disparaissent les premiers; puis la *vue*, l'*ouïe* plus tard et enfin le *tact*; chose remarquable, l'anesthésie pourra devenir complète, le malade ne sentira plus le couteau qui entame ses chairs, et cependant il sera sensible à un choc ou à une main qui pressera la sienne; il sentira le froid du fer, il n'en sentira pas le déchirement. Or, si l'on porte ses regards sur toutes les misères qui affligent l'espèce humaine, on voit que le tact est de tout les sens le plus utile, le plus inattaquable; répandu sur toute la surface du corps, il en est le gardien immédiat, et ne s'éteint jamais partout en même temps.

Si donc l'ouïe et le tact disparaissent les derniers pendant l'éthérisation, c'est qu'ils constituent les deux manifestations les plus importantes, les plus intimes de la vie de relation.

Dès que les organes des sens ont partagé le sommeil anesthésique, la sensibilité des organes internes a disparu complétement.

L'opérateur peut agir à coup sûr; il ne développera ni douleur ni souffrance; mais qu'il se presse, et qu'il porte d'une main exercée l'instrument à la source du mal, car il n'a que peu de minutes devant lui; en effet, si le sommeil magique commence à se dissiper, la douleur, sentinelle vigilante, renaît aussitôt; si, au contraire, le sommeil continue et augmente, que le chirurgien prenne garde, il va bientôt atteindre le nœud vital; un souffle, une aspiration de plus peut suffire à le délier : nul sommeil n'est plus voisin de la mort, *consanguineus lethi sopor.*

Mais l'opération est terminée, l'*éther*, le *chloroforme* ou l'*amylène* sont retirés; le patient reprend possession de l'atmosphère, et ses organes en aspirent la partie vivifiante; aussitôt cette vie éteinte se réveille, toutes les fonctions renaissent tour à tour, l'homme est rendu à lui-même; il a vaincu la douleur, il n'a pas souffert.

Mais la règle que nous traçons ici pour l'ordre de disparition des fonctions est souvent intervertie par suite du défaut de coordination; c'est ainsi que la sensibilité générale peut s'éteindre avant les organes

des sens, et l'on voit alors des malades possédant encore toute leur
intelligence assister en témoins intéressés, mais indifférents, à l'opération qu'on leur pratique ; ils voient l'opérateur et l'instrument ; ils en-
tendent le bruit des chairs que l'on brûle et restent impassibles comme
s'il ne s'agissait pas d'eux. D'autres fois, sous l'influence d'une perversion plus complète encore, c'est par le nœud vital que commencera
l'anesthésie ; alors le malade qui était vivant et parlant tout à l'heure
entre vos mains tombe subitement comme foudroyé, quand il ne de-
vrait point encore être endormi ; telle est l'explication rationnelle et
physiologique de ces cas de mort subite qui ont plus d'une fois désolé
le chirurgien, et dont on ne peut, en vérité, le rendre complétement
responsable, puisqu'elle résulte de l'irrégularité de la nature elle-même,
de la perversion de la vie qui n'aurait dû s'éteindre que progressive-
ment.

2° L'HOMME MORAL.

Esse, vivere, sentire, intelligere : Être, vivre, sentir, comprendre.
C'est par ces quatre termes qu'un profond scrutateur du cœur humain,
saint Ignace de Loyola, caractérisait longtemps avant nos savants les
quatre classes d'êtres qui remplissent la terre [1].

Le *minéral* existe, la *plante* existe et vit, l'*animal* existe d'une vie
qui se manifeste par la sensibilité et l'instinct.

Mais l'*homme* existe d'une vie dont les manifestations sensibles sont
perçues par une âme intelligente, c'est-à-dire par un principe capable
de se connaître et d'agir librement.

Ces quatre conditions ainsi subordonnées constituent l'échelle des
êtres ; et leur juste proportion chez l'homme, la subordination obéis-
sante des trois premières à la dernière constitue la liberté humaine.
La liberté, c'est l'intelligence exerçant son pouvoir sur les autres facultés, sur le corps même, sans effort ni résistance, c'est l'*intelligence*
SERVIE *par les organes* de Bonald [2].

Quand l'homme se soumet au chloroforme, il redescend pour un
instant dans l'échelle des existences jusqu'au point où l'être végétatif
peut seul se manifester, *esse, vivere*; alors l'insensibilité est complète,
alors on peut opérer sans douleur.

Le fluide éthéré qu'aspire le patient agit sur le cerveau , sur l'organe
qui sert d'intermédiaire entre l'âme et le corps et le paralyse progres-
sivement, séparant pour ainsi dire ces deux expressions de l'homme.

La première modification qui se manifeste, c'est le défaut de coor-

---

[1] Voyez Babinet, *Revue des Deux Mondes*, 1856.

[2] Si ce grand philosophe eût dit: C'est l'intelligence *unie* à des organes, la
définition eût été fausse.

dination des facultés intellectuelles, l'arrêt de la liberté humaine. L'homme n'est plus maître de lui-même, *potens sui, sui conscius;* il pense encore, mais la pensée n'est plus en rapport avec le jugement, le libre arbitre manque, cette pensée n'est plus une pensée, c'est un rêve.

J'insiste sur ce fait, que la liberté morale est la première faculté qui disparaît pendant l'anesthésie, comme la coordination fonctionnelle est la première altération physiologique. Chose remarquable ! c'est presque toujours aussi la première atteinte portée à l'homme dans les circonstances les plus différentes de la vie. Elle se manifeste par le délire dans les maladies aiguës, par la folie dans les maladies chroniques, par le rêve dans le sommeil, par le rêve encore dans l'anesthésie.

Cette première période d'excitation est caractérisée par l'agitation physique, par les hallucinations, les rêves délirants, les paroles vagues et sans suite. C'est qu'en même temps l'imagination acquiert une force plus grande, mais désordonnée. Le malade forme toutes sortes de projets, et, les facultés n'étant plus unies par leur lien régulier, s'il éprouve quelque douleur, s'il a le sentiment du mal qu'on lui fait encore, il le rapporte, non point à la réalité, mais à son rêve, et rêve d'assassins, de meurtres ou des feux de l'enfer.

Voici donc l'homme dépouillé de la *liberté,* du *jugement;* mais bientôt l'*imagination* faiblit à son tour, la *pensée* se décolore et s'efface ; en même temps l'insensibilité fait des progrès, puis enfin elle est complète quand la *perception* est abolie.

La *perception* est la faculté qui transmet à l'âme les impressions ressenties par le corps et le cerveau.

La perception est la limite inférieure de l'homme moral, comme le cerveau est la limite supérieure de l'homme physique. Ce sont les points d'union de ces deux grandes moitiés humaines, le lieu où elles se rencontrent et où s'opère la mystérieuse fusion des deux natures.

Ce point une fois franchi, il ne reste plus de l'homme que la partie végétative : *liberté, jugement, imagination, pensée, perception,* tout est aboli, et cependant, à ce degré d'anesthésie, il est certains malades qui, pendant l'opération, paraissent souffrir encore; ils s'agitent, se plaignent et poussent des cris; puis, une fois revenus à eux-mêmes, ils disent ne se souvenir de rien et n'avoir point souffert. A quelle cause faut-il alors rapporter ces cris, ces manifestations douloureuses? L'étude précédente nous en donne la clef, et nous en trouvons dans l'ouvrage de M. Bouisson l'expression nette et précise. Sur l'homme ainsi redescendu pour un instant dans l'échelle des êtres :
« L'impression douloureuse se restreint dans le domaine de la vie ;
« elle ne s'élève pas jusqu'à celui de l'intelligence. Le scalpel de l'o-
« pérateur ne détermine plus alors qu'une sensation purement vitale,

« qui se traduit en mouvements instinctifs et réflexes, sans participa-
« tion de l'intelligence. La faculté de percevoir ayant été abolie, la
« douleur ne peut arriver jusqu'à la partie spirituelle de l'être, jusqu'au
« *moi*. »

Il est facile de voir, d'après le court tableau que nous venons de
donner, quelle lumière toute nouvelle la philosophie peut tirer de cette
nouvelle étude. L'observation attentive et soutenue dévoilera sans
doute des résultats curieux et importants ; qu'il nous suffise ici de faire
ressortir ce fait, que la liberté morale domine et couronne toutes les
autres facultés intellectuelles. Sa perte est la première atteinte que
subit l'être pensant ; et, quand au réveil l'âme reprend peu à peu son
empire, toutes les facultés reparaissent avant que celle-ci soit complète,
puisqu'elle les coordonne et les dirige toutes. Aussi, l'homme n'a-t-il
atteint la perfection de son être que lorsqu'il la possède dans son in-
tégrité ; sans elle il n'est qu'un enfant, un fou, un délirant ou un rêveur.

Si nous avions à choisir entre toutes les facultés de l'âme pour définir la nature humaine, nous ne dirions point comme les anciens :
« L'homme est un animal raisonnable, » ou comme certains philosophes :
« L'homme est une intelligence, » ou bien encore : « La volonté, c'est
l'homme ; » mais, prenant la liberté morale comme le point culminant
de la perfection spirituelle à laquelle l'homme peut atteindre, nous
dirions : *La liberté, c'est l'homme*.

Docteur OZANAM,

Ancien bibliothécaire de l'Académie de médecine.

PARIS. — IMP. SIMON RAÇON ET COMP., RUE D'ERFURTH, 1.

9 782014 044676